Dieta Vegana

Recetas Veganas Simples Para Que Todos Puedan Mantenerse Saludables

(Logre Una Pérdida De Peso Saludable Con La Dieta Vegana)

Nathan Salinas

Publicado Por Jason Thawne

© **Nathan Salinas**

Todos los derechos reservados

Dieta Vegana: Recetas Veganas Simples Para Que Todos Puedan Mantenerse Saludables (Logre Una Pérdida De Peso Saludable Con La Dieta Vegana)

ISBN 978-1-989749-61-6

Este documento está orientado a proporcionar información exacta y confiable con respecto al tema y asunto que trata. La publicación se vende con la idea de que el editor no esté obligado a prestar contabilidad, permitida oficialmente, u otros servicios cualificados. Si se necesita asesoramiento, legal o profesional, debería solicitar a una persona con experiencia en la profesión.

Desde una Declaración de Principios aceptada y aprobada tanto por un comité de la American Bar Association (el Colegio de Abogados de Estados Unidos) como por un comité de editores y asociaciones.

No se permite la reproducción, duplicado o transmisión de cualquier parte de este documento en cualquier medio electrónico o formato impreso. Se prohíbe de forma estricta la grabación de esta publicación así como tampoco se permite cualquier almacenamiento de este documento sin permiso escrito del editor. Todos los derechos reservados.

Se establece que la información que contiene este documento es veraz y coherente, ya que cualquier responsabilidad, en términos de falta de atención o de otro tipo, por el uso o abuso de cualquier política, proceso o dirección contenida en este documento será responsabilidad exclusiva y absoluta del lector receptor. Bajo ninguna circunstancia se hará responsable o culpable de forma legal al editor por cualquier reparación, daños o pérdida monetaria debido a la información aquí contenida, ya sea de forma directa o indirectamente.

Los respectivos autores son propietarios de todos los derechos de autor que no están en posesión del editor.

La información aquí contenida se ofrece únicamente con fines informativos y, como tal, es universal. La presentación de la información se realiza sin contrato ni ningún tipo de garantía.

Las marcas registradas utilizadas son sin ningún tipo de consentimiento y la publicación de la marca registrada es sin el permiso o respaldo del propietario de esta. Todas las marcas registradas y demás marcas incluidas en este libro son solo para fines de aclaración y son propiedad de los mismos propietarios, no están afiliadas a este documento.

TABLA DE CONTENIDO

Parte 1 1

Introducción 2

BENEFICIOS DE UN ESTILO DE VIDA VEGANO Y SU CRECIENTE
POPULARIDAD 2

CÓMO COMER VEGANO ES FÁCIL PARA LA PÉRDIDA DE PESO A LARGO
PLAZO 5

*Atiborrarse De Frutas Y Verduras Para Mantenerse Delgado
.... 6*

Cómo Comer Pan (Integral) Acelera Su Metabolismo 7

¿Cómo Obtienen Los Veganos Sus Proteínas? 8

Lentejas 10

Frijoles 10

Soja 10

Tempeh 10

Seitán 10

Hojas Verdes 10

Semillas Y Pequeñas Cantidades De Frutos Secos 10

Pierda La Grasa Para Perder Su Grasa 10

B12 Es Alimento Para El Cerebro 12

Evite Un Ataque De Merienda 12

Sea Amable Con Usted Mismo 13

ALIMENTOS QUE CONVIERTEN SU CUERPO EN UN SÚPER QUEMADOR
DE GRASA Y POTENCIADOR DEL METABOLISMO 14

Deje Que La Comida Lo Mueva 15

Súper Alimentos Para Una Súper Salud 15

Coma Más Y Pese Menos 16

Comer Vegano Para Ser Feliz, Concentrado Y Productivo ... 19

La Carne Mata El Estado De Ánimo 19

Coma Vegano Y Hágase Inteligente 20

Comer Vegano: Qué Hacer Y Qué No Hacer 23
Mantenga Una Dieta Balanceada...................................... 25
Coma Cuando Quieras... 25
Sepa Lo Que Está Comiendo 26
Manténgase Curioso Y Creativo... 26
Lo Que No Debe Hacer Un Vegano...................................... 28
Evite Abrumar Su Cuerpo... 30
Errores Comunes De Nutrición... 31
Trampas Emocionales 33
5 Consejos Para Bajar De Peso Y Obtener Una Dieta Vegana Magra 34
Guía Del Plan De Comidas De 5 Días Para Obtener Resultados Más Rápidos 36
Consejos Útiles:.. 37

Parte 2.. 39

Introducción 40

¿Por Qué La Gente Elige Una Dieta Vegana? 40
Las Reglas Básicas De Una Dieta Vegana: 41
Avena Rápida: 43
Batido De Proteína De Cacao Y Leche De Almendras: 45
Ensalada Verde: 46
Pinchos Veganos: 49
Roll Nori Rápido Con Pepino Y Aguacate: 52
Aguacate Asiático: 56
Ensalada De Alubias Rojas: 58
Desayuno Batido De Frutas: 61
Humus Sobre Centeno: 63
Tofu "Ricotta" Y Apio: 65
Sopa Vegana De Tomate De Día Lluvioso: 67
Tofu Dengaku: 69
Estadísticas De La Receta: 72
Veggie Nori Roll: 73
Hummus De Calabacín: 76
Ensalada De Espinaca 78
Revuelto De Tofu, Espinacas Y Tomate: 81
Batido De Proteína De Fresa: 84

- Sándwiches Aperitivos De Humus De Garbanzos: 87
- Coliflor Triturada Clásica: 89
- Ensalada Fría De Judías Verdes: 91
- Manzanas Y Mantequilla De Maní: 93
- Pomelo Rápido: 94
- Plátano, Mantequilla De Almendras Y Pasas: 95
- Tostada Francesa Vegana: 97
- Ensalada Ole: 99
- Palitos Picantes De Jícama: 102
- Tofu De Sésamo Asado: 104
- Mezcla Fresca De Pepino Y Tomate De Verano 108
- Pimiento Rojo Dulce, Crudo 111
- Pastel De Zanahoria Smoothie Bol: 111
- Avena Y Duraznos: 114
- Hummus Pocket Sandwich: 116
- Tofu Picante Y Picante: 119
- Ensalada De Col De Bruselas: 123
- Merienda De Pimiento Y Hummus: 125
- Mantequilla De Maní Y Apio: 126
- Manzanas Y Mantequilla De Maní: 128
- Salvado De Avena Y Canela: 129
- Sopa Italiana De Verduras: 132
- Mezcla Fresca De Pepino Y Tomate De Verano: 137
- Tofu "Ricotta" Y Apio: 139
- Veggie Nori Roll: 142
- Avena Rápida: 145
- Batido De Proteína De Cacao Y Leche De Almendras: 147
- Ensalada Verde: 149
- Pinchos Veganos: 151
- Apio Y Humus: 154
- Rollo Nori Rápido Con Pepino Y Aguacate: 155
- Aguacate Asiático: 159
- Ensalada De Frijoles Rojos: 161

Parte 1

Introducción

Quiero agradecerte y felicitarte por descargar el libro, Vegano Magro.

Este libro contiene pasos y estrategias comprobadas sobre cómo adoptar una dieta vegana para promover la pérdida de peso y un estilo de vida saludable.

Vegano Magro, es una guía perspicaz para la pérdida de peso vegana que le guiará a través de la elaboración de un plan de alimentación saludable y evitará errores comunes para maximizar los beneficios de una dieta vegetal alta en carbohidratos y baja en grasas, centrada en alimentos integrales y nutritivos.

Gracias de nuevo por descargar este libro. ¡Espero que lo disfruten!

Beneficios de un estilo de vida vegano y su creciente popularidad

Hubo una época que decir "soy vegetariano" era una afirmación que causaría un poco de preocupación en amigos y familiares. Para el público en general, probablemente trajo imágenes de extremistas lanzadores de pintura roja o de una pareja de pelo largo llamada Rain and Lotus Flower viviendo bajo un manzano orgánico con su cabra llamada Jude.

Hoy es una historia diferente.

Con el creciente respaldo de una dieta basada en plantas por parte de atletas, celebridades y expertos en nutrición, el veganismo finalmente está ganando la atención general que merece como una opción dietética ideal para aquellos que buscan perder peso a largo plazo y disfrutar de una vida más feliz y saludable.

Sin embargo, volverse vegano no es ciertamente la dieta de moda más reciente. Es mucho más que eso. El veganismo es una opción de estilo de vida fácil que es ideal para nuestros cuerpos, el medio ambiente y muchos de nuestros amigos animales.

Este libro ofrece una guía paso a paso para una transición fácil a una dieta vegana que le ayudará a:

- Conocer los alimentos veganos adecuados para la pérdida de peso permanente
- Elegir alimentos que estimulen su metabolismo
- Obtener energía durante todo el día (¡no más caídas por la tarde!)
- Mejorar la piel, el cabello y el enfoque mental (y la salud en general)
- Mantener un cuerpo delgado
- Evitar errores communes

Historias de éxito: Perdí 240 libras con la dieta vegana

Cómo comer vegano es fácil para la pérdida de peso a largo plazo

Una dieta vegana no significa que estas sentenciado a comer sólo zanahorias y lechuga por el resto de tus días. De hecho, la creciente popularidad de una dieta basada en plantas significa que los restaurantes, supermercados e incluso los camiones de alimentos están ofreciendo más opciones veganas que nunca.

Sin embargo, al comenzar como vegano, es importante entender que hay ciertas pautas dietéticas a considerar que le ayudarán a maximizar su salud y promover la pérdida de peso.

La mejor manera de aumentar los beneficios de una dieta vegana es consumir una dieta basada en alimentos integrales y alta en carbohidratos, evitando al mismo tiempo el azúcar refinada, el exceso de grasa, las altas cantidades de sodio y los alimentos procesados.

Atiborrarse de frutas y verduras para mantenerse delgado

Resulta que mamá hizo bien en hacerte comer tus verduras. Tanto los vegetarianos como los que comen carne deberían estar comiendo muchas frutas y verduras, por lo que eliminar productos de origen animal le da a su dieta más espacio para comer más de ellas.

La mejor parte es que usted puede comer todo lo que quiera y aun así alcanzar fácilmente su peso objetivo. A su cuerpo le encantan los nutrientes naturales de las frutas y verduras. Cuando su cuerpo obtiene los nutrientes que necesita, tiene la energía suficiente para convertirse en un súper quemador de grasa.

He aquí una sugerencia: para perder peso más rápidamente, trate de tener un 70% o más de alimentos de origen vegetal en su dieta diaria. Esto funciona mejor cuando usted también limita los aceites, nueces, semillas, aguacates y otras grasas al 20% o menos de sus calorías cada día (incluso si se consideran "grasas saludables").

Cómo comer pan (integral) acelera su metabolismo

Los granos integrales llenos de carbohidratos saludables y fibra te mantienen lleno de energía y lleno mientras sigues una dieta vegana. Lo que tus amigos adictos de Atkins y Paleo no saben es que una dieta alta en carbohidratos en realidad acelera tu metabolismo y facilita la pérdida de peso.

Cuando su cuerpo no tiene suficientes carbohidratos, comienza a quemar tejido muscular, que es lo que mantiene su metabolismo rápido y su cuerpo se ve magro. Mientras más músculo tenga, más rápido será su metabolismo (y mejor le quedará su ropa).

La mejor manera de saber cuán "integral" son sus granos es buscar productos con una lista corta de ingredientes, poco o ningún aditivo y un alto contenido de fibra. ¡Una ventaja adicional es que los granos integrales también pueden ser una buena fuente de proteínas!

Para sacar el máximo provecho de una dieta vegana alta en carbohidratos, y mantener ese metabolismo fuerte, escoja granos integrales como:

- Arroz integral
- Granos germinados
- Trigo integral
- Quínoa
- Cuscús
- Avena

A diferencia del pan blanco y los granos procesados que están llenos de calorías vacías, estos granos enteros son ricos en fibra y carbohidratos energizantes, los cuales lo mantendrán lleno por más tiempo y promoverán la pérdida de peso.

¿Cómo obtienen los veganos sus proteínas?

Esta es una de las preguntas más comunes que hacen los escépticos que comen carne. Para una persona que ha sido criada para creer que la carne es el único tipo de proteína que existe, el veganismo puede parecer una elección dietética difícil o incluso peligrosa. Sin embargo, nada más lejos de la realidad.

En realidad, muchas personas consumen demasiadas proteínas, lo que puede ser aún más perjudicial para su cuerpo. Consumir una dieta con más del 35% de proteínas, especialmente cuando no se consumen suficientes carbohidratos, puede llevar a la acumulación de ácidos llamados cetonas. Las cetonas son sustancias tóxicas que se producen cuando el cuerpo comienza a utilizar sus propias células grasas para producir energía después de que se le acaban los carbohidratos.

La idea de que su cuerpo quema grasa para obtener energía puede sonar bien, pero no es tan simple. Las cetonas realmente pueden dañar los riñones al tratar estos de eliminar dichas toxinas y también pueden causar desequilibrios químicos en la sangre.[1]

En lugar de comer demasiadas proteínas animales, los veganos comen una cantidad saludable de proteínas de fuentes vegetales sanas. Algunas de las mejores proteínas veganas incluyen:

Lentejas

Frijoles

Soja

Tempeh

Seitán

Hojas verdes

Semillas y pequeñas cantidades de frutos secos

Pierda la grasa para perder su grasa

Al comer una dieta vegana, es importante que vigile su ingesta de grasas y sodio, ya que, si se excede en cualquiera de ellas, se ralentizará el progreso de la pérdida de peso. Comer algunas grasas saludables es increíblemente importante para la absorción de nutrientes, pero no debería constituir más del 20% de su dieta, especialmente si está buscando perder algo de grasa corporal.

Aunque las nueces, los aguacates y la mantequilla de maní son alimentos integrales densos en nutrientes, están repletos de calorías y deben disfrutarse en pequeñas porciones como parte de una comida y no como un bocadillo independiente.

El exceso de grasa (particularmente grasas animales) en la dieta causa su acumulación en las células del cuerpo, lo cual crea bloqueos de insulina. La insulina permite que el azúcar entre en sus células y energice sus músculos. Una dieta baja en grasa mantiene a raya los problemas de insulina, lo que mantiene sus células saludables.[2]

El sodio también puede retrasar la pérdida de peso, ya que demasiada cantidad hará que su cuerpo retenga agua, haciéndole sentir hinchado e inflamado. Evitar los alimentos procesados ayudará a reducir significativamente tanto la grasa como la sal.

Trate de no exagerar cuando agregue aceites y sales mientras cocina en casa. En su lugar, agregue muchas especias, hierbas e ingredientes frescos para asegurarse de que sus comidas estén llenas de sabor.

B12 es alimento para el cerebro

Un importante nutriente que los humanos necesitan es la vitamina B12, esta es esencial para el correcto funcionamiento del sistema nervioso y la función cerebral. La mayoría de las personas obtienen la B12 comiendo productos de origen animal, por lo que los veganos deben tener especial cuidado para asegurarse de añadirla a su dieta.

Las formas más comunes en que los veganos hacen esto es tomando un suplemento diario de vitamina B12 o agregando levadura nutricional a sus alimentos, que es un ingrediente a menudo espolvoreado sobre pasta, verduras o tofu para obtener un delicioso y mantecoso sabor.

Evite un Ataque de merienda

Tenga en cuenta que la popularidad de una dieta vegana ha resultado en una mayor variedad de bocadillos veganos poco saludables. Aunque los perritos de maíz sin carne y las galletas Oreo son veganas, esto no significa que deba comerlas todos los días.

Una de las mejores maneras de evitar comer en exceso bocadillos es asegurarse de que esté consumiendo muchos alimentos a base de plantas. Asegúrese de tener muchas frutas y verduras en su nevera y congelador, para que pueda alcanzarlas fácilmente, cuando tenga hambre.

Si usted está buscando perder peso, es importante recordar que los bocadillos veganos siguen siendo bocadillos, y aunque los productos animales han sido eliminados, es probable que tengan mucha azúcar, grasa y sodio para sabotear sus metas de salud.

Sea amable con usted mismo

Dicho esto, una dieta vegana debería ayudarte a ser más compasivo no sólo con los animales sino también contigo mismo. El equilibrio y la moderación son los factores más importantes de un estilo de vida sostenible y saludable.

Aunque es importante centrarse en la alimentación saludable, no somos robots de nutrición. Somos gente normal.

Nadie puede ser 100% perfecto todo el tiempo, y depende de ti escuchar las señales que tu cuerpo está enviando y honrarlas. Tal vez te sorprenda descubrir que a tu cuerpo le encanta comer toda esa quinua y col rizada.

> Historias de éxito: La niña del plátano

Alimentos que convierten su cuerpo en un súper quemador de grasa y potenciador del metabolismo

La adopción de un estilo de vida basado en plantas hará mucho más por su cuerpo que simplemente ayudarlo a perder peso. Los veganos que disfrutan de una dieta que consiste en alimentos integrales ricos en carbohidratos, experimentan muchos beneficios adicionales para la salud

simplemente por eliminar productos animales, que incluyen:
Mejor digestión que contribuye a quemar más rápido las grasas
Más energía para un metabolismo en auge
Niveles más altos de vitaminas que mantienen el cuerpo sano y delgado

Deje que la comida lo mueva

Los productos de origen animal son difíciles de convertir en energía para el cuerpo y afectan seriamente a la digestión (cualquiera que haya comido demasiados sándwiches de queso a la parrilla puede identificarse). Los alimentos de origen vegetal a menudo son ricos en fibra, lo que es ideal para los órganos digestivos y ayuda a combatir el cáncer de colon

Súper Alimentos para una Súper Salud

Consumir una dieta de alimentos integrales a base de plantas también aumenta el número de vitaminas que usted consume, lo cual significa una mejor salud general para su cuerpo.

Una dieta vegana balanceada incluye nutrientes que estimulan el estado de ánimo como el magnesio, el potasio, el folato, los antioxidantes, la vitamina C, la vitamina E y los fitoquímicos, todos los cuales harán que tu cuerpo se sienta mucho mejor de lo que lo harían sentir la pizza y las hamburguesas.

No sólo toda esa bondad llena de nutrientes le ayudará a sentirse bien ahora, sino que también le ayudará a largo plazo, especialmente para mantener un cuerpo delgado.

Una dieta vegana puede reducir su riesgo de enfermedades del corazón, artritis, osteoporosis, presión arterial alta y colesterol, diabetes, ciertos tipos de cáncer y enfermedades cardiovasculares.[3]

Coma más y pese menos

¿Te sientes completamente sin energía después de comer una hamburguesa con queso o una pizza? En realidad, hay una razón para eso.

El consumo de grasa contribuye a la obstrucción de las arterias y, a menudo, los productos animales tóxicos lo agobian y evitan que su cuerpo funcione eficientemente.

Una dieta alta en carbohidratos veganos complejos le proporciona a su cuerpo un combustible denso en nutrientes para mantenerlo energizado sin causar daños a su sistema a largo plazo.[4] Además, quienes eliminan los productos animales tienen un metabolismo más rápido.

Los veganos queman calorías hasta un dieciséis por ciento más rápido que los que comen carne durante un mínimo de tres horas después de comer, lo que significa que ¡puede comer más alimentos y pesar menos!

Mientras que encajar en sus vaqueros delgados es ciertamente una razón tentadora para comprometerse con un estilo de vida basado en las plantas, comer vegano es también una inversión sabia en su salud a largo plazo. Todos los asombrosos beneficios físicos de una dieta vegana saludable te permitirán vivir tu vida al máximo con toneladas de energía y un cuerpo feliz y saludable.

Historias de Éxito: 30 libras. Pérdida de Peso en Calorías Ilimitadas

Nutrición por Victoria
Experimentando con varios enfoques de dieta (dietas bajas en carbohidratos / altas en proteínas, vegetariana, vegana, cruda, en ayunas) en un intento por mejorar su peso, finalmente ella encontró el estilo de vida vegano alto en carbohidratos y bajo en grasas. Al principio subió de peso debido al daño metabólico debido a la constante falta de alimentación. 3 años después todavía disfruta de los increíbles beneficios de ingerir de 2500 a 4000 calorías al día y estar 30 libras ¡más delgada! Echa un vistazo a sus fotos de transformación de pérdida de peso:

Comer Vegano para ser Feliz, Concentrado y Productivo

Hay una razón por la que tu amiga vegana siempre está alegre, y no es porque sea del tipo "vaso medio lleno". Se ha comprobado que una dieta basada en plantas afecta positivamente la química del cerebro, y los estudios muestran que comer más frutas y verduras reduce la ansiedad y mejora el estado de ánimo. Se ha comprobado que las vitaminas que se encuentran en las fuentes vegetales como el calcio, el hierro, el cromo, el folato y el magnesio mejoran el estado de ánimo y reducen el estrés.[5]

La carne mata el estado de ánimo

Mientras que comer carne de res puede hacer que se sienta bien temporalmente, usted se está preparando para alguna irritabilidad mayor más tarde.

En un estudio publicado en

"NutritionJournal", el consumo de grasas animales por parte de los participantes resultó en alteraciones del estado de ánimo, mientras que comer vegano mostró una mayor sensación de felicidad.[6]

Además, comprometerse con una dieta que promueva los derechos de los animales y la sostenibilidad ambiental le da aún más razones para sentirse bien al final del día.

Coma Vegano y Hágase Inteligente

Comer vegano no sólo te hace feliz, sino que también te hace más concentrado y productivo. Las vitaminas en los alimentos veganos integrales le ayudan a pensar con más claridad.

Al igual que los otros órganos críticos del cuerpo, nuestros cerebros necesitan mucha nutrición para funcionar correctamente. Los alimentos que ayudan al enfoque mental incluyen verduras de hoja verde, bayas y granos integrales.

Además, nuestras células cerebrales

anhelan y necesitan azúcares naturales que se encuentran en las frutas y verduras. El azúcar natural es la fuente de energía preferida del cerebro. El consumo de azúcar natural mejora la memoria, la concentración y el pensamiento cognitivo.[7] Así que cuando piensas que te estás muriendo por una magdalena, ¡tu cerebro probablemente te está pidiendo una manzana en su lugar!

Si bien dejar de consumir alimentos adictivos y sobre procesados puede parecer difícil al principio, rápidamente notará que realmente disfruta comer alimentos que lo mantienen satisfecho y nutrido. De hecho, mientras más frecuentemente consuma alimentos densos en nutrientes, más comenzará a anhelarlos a medida que su cuerpo comience a reconocer lo asombroso que le hacen sentir.

Después de comer vegano, comenzarás a notar cómo la carne, los lácteos y otros productos animales no son apetitosos. Y la comida chatarra comenzará a verse como, bueno... chatarra. Lo más probable es que un estilo de vida omnívoro sea un recuerdo distante y poco grato que nunca más querrás volver a visitar.

> **Historias de éxito: "¡Finalmente alcancé mi peso ideal!"**
>
> **Christine Magnarelli**
> Durante mucho tiempo, Christine luchó con los atracones a altas horas de la noche de sus comidas chatarra favoritas como galletas, barras Twix y cualquier otro dulce graso que pudiera encontrar en la tienda de conveniencia. Después de inspirarse en Freelee, así como en algún otro nutricionista, comenzó a comer principalmente frutas y verduras. Después de luchar durante años para perder las diez libras adicionales, ¡lo logró fácilmente mientras comía más calorías! Además, mantener su peso deseado ha sido fácil.

Comer vegano: qué hacer y qué no hacer

Comprometerse con una dieta vegana es sin duda una transición que requiere un poco de sabiduría y orientación para los principiantes. Sin una planificación adecuada y precauciones sensatas, algunas personas pueden darse por vencidas demasiado rápido o afirmar que el veganismo tiene efectos indeseables.

Al cumplir con las siguientes pautas, usted puede evitar dificultades comunes y adoptar fácilmente una dieta vegana que le ayudará a sentirse más ligero, más feliz y más saludable.

Qué hacer

Construir una base a partir de alimentos integrales

Coma principalmente frutas y verduras.
Están llenos de nutrientes y te mantendrán satisfecho con una dieta vegana.

- **Coma muchos carbohidratos para obtener alta energía y poder de metabolismo.**
Una dieta demasiado baja en carbohidratos agotará tu energía y te dejará en un estado de hambre constante. Los granos enteros y las frutas son sus mejores fuentes de carbohidratos.

- **Tenga muchos alimentos integrales en su casa en todo momento.** Compre productos locales y orgánicos siempre que sea posible. Además, tener siempre en existencia alimentos saludables ayuda cuando se presentan los antojos.

- **Manténgase hidratado todo el día.** Esto mantiene su cuerpo funcionando adecuadamente y le ayuda a digerir alimentos ricos en fibra. Trate de ingerir dos litros de agua al día.

Mantenga una dieta balanceada

- **Balancee sus comidas con proteínas vegetales naturales.** Esto mantiene los músculos fuertes.
- **Mantenga su consumo de grasa por debajo del 20% de sus calorías diarias.** Es importante comer suficiente grasa, pero demasiada grasa añadirá un exceso de calorías a su dieta y evitará que pierda peso.
- **Mantenga el consumo diario de sodio por debajo de 1,200mg.** Una dieta baja en sal puede ayudar a evitar la retención de agua y la hinchazón.

Coma cuando quieras

Haga honor a sus señales de hambre y antojos.

Es importante dejar que su cuerpo sea su guía al comer (o no comer). Confía en que sabe cuándo tienes hambre y cuándo estás satisfecho.

- **Coma cada 3 horas para mantener**

estables sus niveles de azúcar en la sangre.

Trate de no pasar más de cuatro horas sin comer. Esto le ayudará a evitar llenarse más tarde.

Sepa lo que está comiendo

Cocina para ti mismo.

Esta es la mejor manera de asegurarte que las comidas sean bajas en grasa, bajas en sodio y que contengan sólo ingredientes veganos.

- **Revise las listas de ingredientes y las etiquetas de los alimentos.** Cuando compre alimentos empacados, evite cualquierproducto con ingredientes que no pueda pronunciar o con grasas, azúcares y sodio.
- **Evite los ingredientes no vegetales comunes.** Revise la etiqueta en busca de ingredientes como gelatina, caseína, lactosa, lanolina y suero de leche.

Manténgase curioso y creativo

Tome nota de los alimentos que come y de cómo reacciona su cuerpo ante ellos.

Cada persona es diferente, y es posible

que su cuerpo no responda bien a ciertos ingredientes veganos. Es útil saber qué puede estar causando efectos indeseables para que pueda identificar rápidamente el problema en lugar de abandonar una dieta vegana por completo.

- **Permita que su cuerpo se adapte lentamente a las legumbres y a los alimentos ricos en fibra.** Cuando no estás acostumbrado a comer frijoles, pueden causar estragos en tu digestión si comes demasiado y demasiado pronto. Comience con porciones pequeñas y manténgase consciente de cómo ciertas legumbres lo hacen sentir.
- **Sea creativo y experimente con recetas veganas saludables.** Hay muchos blogs y sitios web veganos dedicados a compartir recetas de alimentos crudos e integrales que son deliciosos y te ayudarán a sentirte increíble.
- **Pruebe los sustitutos de la leche vegana como el arroz, la almendra y la leche de soya.**

Sin embargo, tenga en cuenta que muchas de estas leches contienen azúcar añadida, así que compre la versión sin azúcar siempre que sea posible.

Sustituya los ingredientes de origen animal en las recetas por ingredientes veganos.

Los sustitutos comunes incluyen puré de manzana, plátanos y semillas de lino molidas para huevos y aceite vegetal o sustitutos de leche para productos lácteos.

Lo que no debe hacer un vegano

Manténgase alejado de los paquetes

No coma demasiados sustitutos de la carne empacados que podrían prevenir la pérdida de peso. Las dietas veganas están aumentando en popularidad, lo que significa que hay más sustitutos de comida vegana en el mercado. Comerlos de vez en cuando está bien, pero demasiada comida procesada nunca es buena para tu cuerpo y hay más opciones de comida vegana sana y natural por ahí.

No asuma que vegano siempre significa saludable. Hay toneladas de galletas, dulces y papas fritas que son veganas. El helado de masa de galletas con chispas de chocolate hecho con leche de soya no va a ser mejor para su cintura que la versión de productos lácteos, así que retírelo con la excepción de una golosina ocasional.

- **No coma azúcar procesada y dulces con demasiada frecuencia.** El azúcar refinado es adictivo y venenoso. Además, demasiado azúcar puede ponerlo de mal humor y hacer que su energía se desplome. Está bien comerlo de vez en cuando, pero definitivamente no es un alimento básico diario.
- **No coma carbohidratos vacíos como pan blanco y otros granos procesados.** Tienen el efecto opuesto de los carbohidratos complejos, ya que aumentan el nivel de azúcar en la sangre y provocan que se decaiga más tarde.
- **No crea en las tácticas de**

comercialización de alimentos. Las compañías que etiquetan sus alimentos como naturales, veganos o libres de grasa a menudo están tratando de engañarlo para que compre basura procesada. Recuerde, las papas fritas son técnicamente "totalmente naturales y vegetarianas", pero definitivamente no son un alimento para perder peso. Revise las etiquetas y observe el valor nutricional de estos alimentos antes de comprarlos.

Evite abrumar su cuerpo

No coma demasiada fibra demasiado rápido. Si su cuerpo no está acostumbrado a una dieta alta en fibra, puede causar gases, distensión e incluso estreñimiento. Adecúelo combinando alimentos ricos en fibra con más productos con almidón y agregue lentamente más fibra con el tiempo.

- **No coma demasiados cereales y barras con alto contenido de fibra.** Hay muchos productos con alto contenido de fibra, pero a menudo contienen muchos ingredientes innecesarios y

azúcar añadida. Es mejor comer frutas, verduras y granos enteros.
- **No consuma demasiados ingredientes o aditivos artificiales.** Estos pueden afectar la química de su cuerpo y su cerebro, por lo que es mejor mantenerse alejado de las cosas raras que se hacen en un laboratorio o una fábrica.

Errores Comunes de Nutrición

No restrinja los carbohidratos. Los carbohidratos son energía, así que restringir los carbohidratos equivale a demasiada somnolencia.
- **No exagere con las grasas saludables.** Limite las nueces, las mantequillas de nueces, los aguacates y el aceite a un total del 20% o menos de su dieta diaria.
- **No te olvides de las proteínas.** Aunque la mayoría de las personas comen demasiadas proteínas, no ingerir la suficiente cantidad tendrá efectos adversos como desechos

musculares y un sistema inmunológico debilitado.

- **No restrinja severamente su consumo de alimentos – son la causa de antojos intensos y un metabolismo lento.** No todos los alimentos son iguales, y para obtener suficientes calorías los veganos generalmente tienen que comer mayores volúmenes de alimentos. No comer lo suficiente ralentizará su metabolismo y pondrá a su cuerpo en modo de inanición, haciendo más difícil bajar de peso.
- **No olvide complementar su dieta con B12 para obtener más energía y un refuerzo del metabolismo.** Los seres humanos necesitan B12 y, desafortunadamente, la mayoría de las personas lo obtienen del consumo de productos animales. Compre levadura nutricional para añadir a su comida o compre un suplemento diario de B12 en una farmacia o tienda de alimentos naturales.

Trampas emocionales

No ponga los alimentos en categorías malas y buenas. Decirte a ti mismo que no puedes comer algo porque es malo te hará desearlo psicológicamente más, lo que te llevará a tener atracones de comida y sentimientos de culpa. Comer una galleta no te convierte en un criminal y comer una ensalada no te convierte en un santo. En lugar de vincular emociones complejas con sus hábitos alimenticios, concéntrese en los antojos naturales de su cuerpo. Haga que su objetivo sea saborear el sabor de los alimentos nutritivos y reconozca sus cualidades saludables y saciantes.

- No seas tan duro contigo mismo. Recuerde, la transición a un estilo de vida vegano es un proceso continuo, así que no espere una perfección inmediata. Habrá muchos altibajos, así que sea paciente y disfrute de sus mejoras y logros a lo largo del camino. ¡Simplemente dar pasos para una vida más saludable y compasiva es motivo suficiente para celebrar!

> ### Historias de éxito: Arroz y Crudos
>
> **Sasha**
> En 6 meses ella perdió 30 libras sin restringirse ni contar calorías. De hecho, ¡ella dijo que sentía que estaba comiendo demasiada comida!. Ni siquiera hizo ejercicio, pero el peso simplemente se redujo con una dieta vegana alta en carbohidratos y baja en grasas, llena de frutas, verduras, arroz y otros alimentos integrales. Vea su historia -

5 consejos para bajar de peso y obtener una dieta vegana magra

1. **Bajo en sodio = más delgado**
   Demasiado sodio puede causar retención de agua haciéndole sentir hinchado y, a veces, demasiada sal

puede hacerte sentir más hambre. Trate de ingerir menos de 1,000 mg al día.

2. **Bajo en grasa para un cuerpo delgado**
Aunque nuestro cuerpo necesita fuentes saludables de grasa para una digestión más fácil, así como un cuerpo saludable, almacenar demasiada grasa puede causar un aumento de peso. Ingiera menos del 20% de grasa en su dieta diaria. Para saber cómo empezar a saber cuál es su 20%, puede <u>registrar sus alimentos</u> durante unos días en un contador de calorías que también calcula el porcentaje de carbohidratos, grasas y proteínas.

3. **Ingiera un 70% de comidas a base de plantas para quemar grasa**
Este es el truco más fácil para asegurarse de que usted obtenga más alimentos que queman grasa, energizantes y densos en nutrientes a lo largo del día y de que mantenga baja su ingesta de calorías. A base de plantas significa vegetales y frutas.

4. **Sea Verde para Limpiar**

Las verduras de hojas verdes son una de las mejores maneras de mantenerte energizado durante todo el día y alcalinizar tu cuerpo, lo que significa que son las mejores para liberar toxinas y limpiar naturalmente el cuerpo.

5. **5. Vitaminas B para una energía en auge** Una gran fuente natural de vitaminas B está en el té de Kombucha. Esta bebida tiene muchos otros beneficios y ayuda con la digestión de los probióticos naturales. Un vaso de esta bebida todas las mañanas lo tendrá listo para comenzar el día y hará que su café de la mañana se verá innecesario.

Guía del plan de comidas de 5 días para obtener resultados más rápidos

Esto sólo pretende ser una guía, pero definitivamente puede echar un vistazo a otras dietas veganas con alto contenido de carbohidratos y baja en grasa en YouTube, Pinterest y otras fuentes en línea. Echa un vistazo a lo que comen otros veganos en un día para obtener ideas y recetas nuevas y creativas para probar.

Consejos útiles:

Cura la hinchazón:
Es causada por tener demasiada fibra si su cuerpo no está acostumbrado a ella. Ponga en práctica esta dieta si tiene complicaciones digestivas o trate de tomar algunas enzimas digestivas veganas.

Coma despacio:
Esto también ayudará a reducir la hinchazón y a tener una digestión adecuada.

Beba mucha agua entre comidas:
Ayuda con la digestión y reduce la hinchazón.

70% (o más) de alimentos a base de agua para cada comida:
La mayoría de su dieta diaria debe ser de verduras y frutas para obtener los mejores resultados y la máxima energía a lo largo del día.

¡Sea constante!
Lo más probable es que pierda peso fácilmente, pero asegúrese de seguir con

este estilo de vida para no volver a ganar peso. Definitivamente echa un vistazo a otros foros y videos sobre el estilo de vida vegano para mantenerte inspirado. Sin embargo, con toda la energía que tendrá de todos los carbohidratos y nutrientes naturales, le será difícil volver a las viejas costumbres.

Coma hasta que esté 80% lleno

Restringir sus calorías sólo lleva a tener hambre extrema al final del día o a comer en exceso la comida chatarra. Asegúrese de que en cada comida quede satisfecho al ingerir suficientes carbohidratos saludables.

Mantenga las comidas más pesadas y cocidas para la cena

Debido a que las frutas y verduras se digieren rápidamente, cómalas más temprano en el día para una digestión más fácil y menos distensión abdominal.

Parte 2

Introducción

El término "vegano" nació en la década de los 50 en el Reino Unido. Los defensores de este estilo de vida se centraron en el trato humano hacia los animales, creyendo que una persona no tiene el derecho a quitarle la vida por el bien de su propia satisfacción. A diferencia de los vegetarianos, los veganos abandonan completamente los alimentos de origen animal: carne, pescado o cualquier producto lácteo.

¿Por qué la gente elige una dieta vegana?

- Los alimentos vegetales son más fáciles de encontrar y más beneficiosos para la salud;
- al rechazar los alimentos de origen animal, es posible protegerse de las tentaciones gastronómicas (comida rápida y otra comida chatarra);
- el abandono de los alimentos de origen animal reduce los riesgos de los problemas con el sistema cardiovascular;

- los alimentos de origen vegetal fortalecen el sistema inmunológico y previenen el desarrollo del cáncer;
- Una dieta semanal sin carne puede quitarte 4 kilos;
- incluso la alimentación saludable "temporal" se convierte rápidamente en un hábito y en una forma de vida.

Las reglas básicas de una dieta vegana:

- La comida debe ser variada en el sabor y el contenido de vitaminas.
- La proteína animal debe ser reemplazada con proteína vegetal.
- Rechazar los dulces y la harina blanca. Varias frutas son ricas en carbohidratos, por lo que no es necesario obtenerlas de otras fuentes.
- La prohibición de la hambruna. El alimento para principiantes veganos debe ser regular y completo porque el cuerpo se está adaptando a la pérdida de la fuente principal de energía: la carne.
- Verduras y frutas, tratar de comerlas crudas.

- Cuando pierdas peso debes tratar de evitar el uso de grasas.
- Más vitaminas y minerales. Una dieta vegana puede llevar a la deficiencia de vitaminas B12, D y yodo. Necesitas tomar vitaminas extras.

El sistema de dieta vegana implica que el poder no está en el tiempo y en la demanda del cuerpo. En otras palabras, debes comer cuando tengas hambre.

Si desea perder peso con una dieta vegana, siga estas reglas importantes: antes de cada comida, debes hacer ejercicio físico. Puede ser un deporte o tareas del hogar. Por ejemplo, la limpieza de la casa.

Según los nutricionistas, el abandono temporal de los productos animales puede llevar a una pérdida de peso rápida y segura, así como a un efecto positivo en la salud en general.

¡Sé saludable y feliz!

Día 1

Desayuno

Avena Rápida:

Pasas
Sin semillas
1 oz (60 pasas)
28,4 gramos

Agua
Simple, agua limpia
1 taza
237 gramos

Canela
Especias molidas.
1/4 cucharadita
0,65 gramos

Azúcar morena
2 cucharaditas de azúcar morena
6,4 gramos

Avena
Cereales, Quaker, avena arrollada
1/2 taza
40 gramos

Instrucción

1. Agregue la avena, el agua y las pasas juntas y póngalas en el microondas durante 45 segundos. Revuelva una vez y luego vuelva a calentar en el microondas durante 45 segundos más. Déjelo a un lado por un par de minutos para que absorban más líquido. Luego espolvorear con canela y azúcar morena.

Estadísticas de la receta:

58,3g Carbohidratos

1,2g de grasas

6g de proteína

Calorías totales: 244,3

Almuerzo

Batido de proteína de cacao y leche de almendras:

Leche de almendras
Pura
1 taza
240 gramos

Cacao
Polvo seco, sin azúcar
1 cucharada
5,4 gramos

Azúcar
Azúcar blanca granulada
1 cucharada
12,6 gramos

Proteína de arroz
Nutribiótico, orgánico
1 cucharada
30 gramos

Instrucción

1. Ponga los ingredientes y un puñado de hielo en la licuadora. ¡Excelente para los antojos de azúcar y chocolate después de la cena!

Estadísticas de la receta:

27,6g Carbohidratos

3,1g de grasas

26g de proteína
241,1 calorías

Ensalada verde:

Lechuga
Romana o cos, cruda
1/2 taza cortada en tiras
23,5 gramos

Espinaca
Cruda
1/4 taza
7,5 gramos

Rúcula
Cruda
1/4 taza
5 gramos

Albahaca
Fresca
3 hojas, enteras
1,5 gramos

Aceite de oliva
Para ensalada o cocina
1/2 cucharada
6,8 gramos

Vinagre de vino tinto
1/2 cucharada
7,5 gramos

Sal
De mesa
1/4 pizca
0,10 gramos

Pimienta
Especias, negra

1/4 pizca
0,025 gramos

Mostaza de Dijon
Grey poupon
1/4 cucharadita
1,3 gramos

Instrucción

1 4 tazas de cualquier verdura de hoja verde deben estar bien. En un bol, combine los verdes y la albahaca.

2 Para hacer el aderezo, coloque todos los ingredientes en un frasco con tapa a rosca y agítelo bien hasta mezclarlo. Justo antes de servir, vierta el aderezo uniformemente sobre las hojas y mezcle suavemente.

Estadísticas de la receta:

1,4g Carbohidratos

7g de grasa

0,7g de proteína
69,7 calorías

Calorías totales: 310,8

Cena

Pinchos veganos:

Salchicha de origen vegetal de América Morningstar Farms, congeladas, sin cocinar.
1 trozo
40 gramos

Coles de Bruselas
Cruda
1 brote
19 gramos

Piña
Enlatadas en agua, sólidos y líquidos.

1/4 lata (15 oz)
106 gramos

Cebollas
Dulce, cruda
1/4 de cebolla
82,8 gramos

Tomates
Rojo, maduro, crudo, de temporada.
1/4 taza de tomates cherry
37,3 gramos

Salsa teriyaki
Lista para servir
1 cucharada
18 gramos

Instrucción

1. Corta todo en aproximadamente cubos de 1 pulgada y pínchalos en cualquier orden

2. Asa o cocina cada lado en una cacerola aceitada.

3 Agrega la salsa teriyaki mientras se cocina y usa el jugo de lata de piña para mantener la humedad en la olla.

Estadísticas de la receta:

25,5g de Carbohidratos

0,8g de grasa

10,1g de proteína
141,8 calorías

Apio y Humus:

Apio
Crudo
2 tallos, grandes (11 pulgadas de largo)
128 gramos

Humus
Comercial
1/4 taza
61,5 gramos

Instrucción

1   Comer apio con hummus.

Estadísticas de la receta:

12,6g Carbohidratos

6,1g de grasa

5,7g de proteína
122,6 calorías

Calorías totales: 264,4

Snack 1

Roll Nori Rápido Con Pepino Y Aguacate:

Alga

Laver, crudo

1 hoja

2,6 gramos

Pepino

Con piel, crudo

1/2 taza en rodajas

52 gramos

Aguacates

Crudos, variedades comerciales

1/4 de la fruta

50,3 gramos

Tofu

Silken, firme, Mori-nu, soja

2 rebanadas

168 gramos

Brotes de alfalfa

Semillas brotadas, crudas

1/4 taza

8,3 gramos

Salsa de soja

Hecho de soja y trigo (shoyu)

1 cucharada

16 gramos

Semillas de sésamo

Semillas, enteras, cocidas y tostadas.

1 cucharadita

5 gramos

Instrucción

1. Coloque una hoja de nori en una tabla de cortar limpia y seca, con el lado brillante hacia abajo y el borde más largo hacia usted.

2. Comenzando desde el borde izquierdo, coloque las rodajas de pepino en filas superpuestas en el nori, dejando un

margen de 1 pulgada de nori descubierto en el borde derecho. Espolvorear con semillas de sésamo.

3 Organice el aguacate, el tofu, los brotes en un patrón uniforme y vertical, a 2 pulgadas del borde izquierdo.

4 Gire la tabla de cortar un cuarto de vuelta en sentido contrario a las agujas del reloj para que la tira de nori descubierta esté más lejos de usted. Con las dos manos, comience a enrollar la hoja de nori desde el borde más cercano a usted, doblándola hacia arriba y sobre el relleno, luego enróllela firmemente.

5 Justo cuando estés a punto de alcanzar la franja descubierta de nori al final, sumerge las puntas de tus dedos en agua y pásalos ligeramente el nori para que se pegue y cree un sello.

6 Cortar en mitades o rebanadas gruesas con un cuchillo de cocinero afilado.

Servir con salsa de soja.

Estadísticas de la receta:

12,6g Carbohidratos

14,5g de grasa

15,6g de proteína

Calorías totales: 231,9

Snack 2

Aguacate Asiático:

Aguacates
California, crudo
1 fruto, sin piel y sin semilla.
136 gramos

Ajo

Crudo

1/2 cucharadita

1,4 gramos

Raíz de jengibre

Crudo

1/2 cucharadita

1 gramos

Salsa de soja

Hecho de soja y trigo (shoyu)

1/4 cucharadita

5,3 gramos

Instrucción

1	Mezcle el ajo, el jengibre y la salsa de soja; dejar reposar durante cinco minutos

para permitir que los sabores se mezclen. Cortar el aguacate por la mitad, y desechar el carozo; divide la salsa entre las mitades del aguacate. ¡Comer con cuchara!

Estadísticas de la receta:

12,6g de Carbohidratos

21g de grasa

3,2g de proteína
232,8 calorías

Calorías totales: 232,8

Snack 3

Ensalada De Alubias Rojas:

Cebollines
Cebollín o cebolletas (incluye tapas y bulbo), crudas
1/2 medio (4-1 / 8 "de largo)

7,5 gramos

Perejil
Crudo
0,042 taza
2,5 gramos

Aceite de oliva
Para ensalada o cocina
1/3 cucharada
4,5 gramos

Sal
De mesa
1/6 pizca
0.067 gramos

Pimienta
Especias, negra
1/6 pizca
0.017 gramos

Pimiento rojo
Dulce, crudo
1/6 taza, en rodajas
15,3 gramos

Frijoles
Todos los tipos, semillas maduras, enlatadas.
2/3 taza
171 gramos

Apio
Crudo
1/6 tallos, grandes (11 pulgadas de largo)
10,7 gramos

Condimento de pimiento rojo
1/6 taza

Vinagre
Destilado
1/6 cucharada
2.5 gramos

Instrucción

1. Picar el apio, las semillas y picar el pimiento rojo, escurrir los frijoles

enlatados, picar las cebolletas y el perejil.

2. Combine todos los ingredientes en un tazón mediano y mezcle bien; condimentar a gusto.

Estadísticas de la receta:

27,6g Carbohidratos

5,7g de grasa

9,5g de proteína

Calorías totales: 198,2

Día 2
Desayuno

Desayuno batido de frutas:

Fresas
Crudas
1 taza, en mitades

152 gramos

Banana
Cruda
1 mediano (7" a 7-7/8" de largo)
118 gramos

Juego de naranja
1 taza
249 gramos

Instrucción

1. Simplemente ponga todos los ingredientes en la licuadora y mezcle hasta que quede suave. Opcionalmente, mezclar con hielo. ¡Beba y disfrute!

Estadísticas de la receta:

66g Carbohidratos

1,2g de grasa

4g de proteína

Calorías totales: 207,7

Almuerzo

Humus sobre Centeno:

Humus
Comercial
1/4 taza
61,5 gramos
Pan de centeno
Bajo en calorías
2 rebanadas
46 gramos

Pickles
Pepino, eneldo o eneldo kosher
1 rebanadas
7 gramos

Tomates
Rojo, maduro, crudo, de temporada.

1 rebanada, mediana (1/4 "de espesor)
20 gramos

Lechuga
Hoja verde, cruda
1 hoja
24 gramos

Instrucción

1   Este es un sándwich bastante simple, nutritivo y sustancioso. Si usted come mucho, puede agregar un poco de hummus adicional.

Estadísticas de la receta:

29g de Carbohidratos

7,3g de grasa

9,6g de proteína
203,5 calorías

Tofu "Ricotta" Y Apio:

Tofu
Silken, firme, Mori-nu, soja
3 1/2 oz
99,2 gramos

Jugo de limón
Crudo
1/4 cucharada
3,8 gramos

Albahaca
Especias secas
1/4 cucharada, hojas
0,53 gramos

Levadura nutricional
Vegano - Whole Foods Market
3/4 cucharada
5.6 gramos

Ajo
Crudo

1/4 dientes, picados
0,75 gramos

Aceite de oliva
Para ensalada o cocina
1/4 cucharada
3.4 gramos

Sal
De mesa
1/4 pizca
0,10 gramos

Pimienta
Especias, negra
1/4 pizca
0,025 gramos

Apio
Crudo
2 tallos, grandes (11 pulgadas de largo)
128 gramos

Instrucción

1   Mezclar todos los ingredientes en un

procesador de alimentos hasta que quede suave. ¡Rellena el interior de los palitos de apio y disfruta!

Estadísticas de la receta:

9,2g de Carbohidratos

6,7g de grasa

10,6g de proteína
137,6 calorías

Calorías totales: 341,1

Cena

Sopa vegana de tomate de día lluvioso:

Tomates
Triturado, enlatado
2/3 taza
160 gramos

Leche de soja
Original y vainilla, con calcio agregado, vitaminas a y d.
1/4 taza
60.8 gramos

Aceite de oliva
Para ensalada o cocina
1/3 cucharada
4,5 gramos

Ajo
Crudo
2/3 dientes, picados
2 gramos

Alcaparras
Enlatadas
1/3 cucharada, secas
3 gramos

Instrucción

1. Saltear ligeramente el ajo y las alcaparras en aceite en una cacerola, condimentar

con sal y pimienta.

2 Añadir los tomates, revolver.

3 Usando una batidora de mano, mezcle los ingredientes cuidadosamente.

4 Agregue la leche de soja, hierva a fuego lento, licuando hasta obtener la suavidad deseada.

Estadísticas de la receta:

15,5g de Carbohidratos

5,8g de grasa

4,4g de proteína
120,8 calorías

Tofu Dengaku:

Semillas de sésamo
Semillas, enteras, cocidas y tostadas.
1/6 cucharadita

0.83 gramos

Sake
Bebida alcohólica, hecha de arroz.
1/3 cucharada
5 gramos

Tofu
Crudo, firme, preparado con sulfato de calcio.
1/6 taza
42 gramos

Miso
1/10 taza
13.7 gramos

Azúcar
Azúcar blanca granulada
1/3 cucharada
4.2 gramos
Instrucción

1 Seque el tofu con toallas de papel, luego envuélvalo en toallas de papel y póngalo en un plato apto para microondas (vea la

nota de los cocineros, a continuación). Microondas a alta potencia 30 segundos. Vierta cualquier líquido y envuelva el tofu en toallas de papel frescas. Poner en microondas 1 o 2 veces más durante 30 segundos cada vez, vertiendo cualquier líquido, hasta que el tofu se sienta más firme.

2   Precalentar el asador.

3   Mezcle el miso, el azúcar y el sake en una cacerola pequeña. (Si la mezcla de miso es muy espesa, agregue 1 cucharada de agua). Cocine a fuego medio-alto, revolviendo, hasta que burbujee, brillante, y la consistencia del kétchup, de 1 a 3 minutos.

4   Corte el tofu por la mitad horizontalmente y colóquelo, el lado del corte hacia arriba, en una tabla para cortar. Corte cada mitad en 6 cuadrados (las piezas pueden no ser perfectamente cuadradas).

5   Arregle el tofu en una asadera forrada

con papel de aluminio, el lado de corte hacia arriba y ase a unas 2 pulgadas del calor hasta que se forme una corteza, de 1 a 2 minutos. Retire del horno y extienda del lado con costra de cada cuadrado con aproximadamente 3/4 cucharadita de mezcla de miso. Asar hasta que las puntas estén burbujeando y comenzando a colorear, de 1 a 2 minutos. Transfiera a un plato. Pinche cada cuadrado con 1 selección de dos puntas o 2 selecciones rectas paralelas. Espolvorear con semillas.

Estadísticas de la receta:

10,1g de Carbohidratos

4,9g de grasa

8,4g de proteína
115,9 calorías

Calorías totales: 236,7

Snack 1

Veggie Nori Roll:

Humus
Comercial
2 cucharada
30 gramos

Brotes de alfalfa
Semillas brotadas, crudas
1/4 taza
8,3 gramos

Zanahorias
Crudas
1/4 taza rallado o en rodajas
30,5 gramos

Pepino
Con piel, crudo
1/4 taza rallado
26 gramos

Algas marinas
Laver, crudo

1 hoja
2,6 gramos

Aguacates
Crudos, variedades comerciales
1/4 taza, en rodajas
36,5 gramos

Levadura nutricional
Vegano - Whole Foods Market
1 cucharada
7,5 gramos

Sal
De mesa
1 pizca
0,40 gramos

Instrucción

1. Cortar los pepinos, las zanahorias y el aguacate en rodajas finas.

2. Coloque la hoja de algas en una superficie de trabajo. Extienda el hummus en una capa delgada sobre la

hoja. Coloque los brotes, las zanahorias, el pepino y el aguacate en la parte superior del tercio inferior de la hoja. Espolvorear con levadura nutricional y sal al gusto.

3. Con suavidad, pero con firmeza, gire el borde más cercano a usted hacia el centro de la envoltura, haciendo rodar con cuidado un rollo similar al sushi. (Una estera de sushi hace esto más fácil.) Rebana el rollo con un cuchillo afilado y sirve de inmediato.

Estadísticas de la receta:

14,6g Carbohidratos

8,9g de grasa

7,5g de proteína

Calorías totales: 157,4
Snack 2

Hummus de calabacín:

Calabacín
Calabaza de verano, incluye piel cruda
1/2 medio
98 gramos

Mantequilla de sésamo
Semillas, tahini, de granos tostados y tostados (tipo más común)
1/8 taza
30 gramos

Ajo
Crudo
1/2 diente
1,5 gramos

Aceite de oliva
Para ensalada o cocina
1/2 cucharada
6,8 gramos
Jugo de limón
Crudo
1/4 cucharada
3,8 gramos

Comino
Especias, semillas de comino
1/4 cucharadita, molida
0,75 gramos

Sal
De mesa
1/4 cucharadita
1,5 gramos

Chile en polvo
Especias
1/10 cucharadita
0,16 gramos

Zanahorias
Crudas
1/2 taza picado
64 gramos

Instrucción

1. Corte el calabacín en trozos y cocine al vapor en el microondas o en la estufa hasta que el calabacín esté transparente

y tierno. Vierte el calabacín en un colador y escurra bien.

2   Agregue el calabacín y todos los demás ingredientes en la licuadora o procesador de alimentos y mezcle hasta que la consistencia deseada sea suave. Sirva a temperatura ambiente o fría con zanahorias en rodajas.

Estadísticas de la receta:

16,7g Carbohidratos

23,5g de grasas

7,1g de proteína

Calorías totales: 287,4
Snack 3

Ensalada de espinaca

Espinaca

Crudas

5 taza

150 gramos

Cebolletas

Cebollín o cebolletas (incluye tapas y bulbo), crudas

2 largas

50 gramos

Jugo de limón

Crudas

1/2 limón cosechado

23,5 gramos

Aceite de oliva

Para ensalada o cocina

1 cucharada

13,5 gramos

Pimienta

Especias, negra

1 pizca

0.10 gramos

Instrucción

1. Lave bien las espinacas, escúrralas y córtelas. Exprima el exceso de agua. Picar las cebollas verdes.

2. Coloque las espinacas en un tazón y agregue las cebolletas / cebollas verdes, el aceite, la pimienta y el jugo de 1 limón exprimido. Mezcle y sirva.

Estadísticas de la receta:

10,8g Carbohidratos

14,2g de grasas

5,3g de proteína

Calorías totales: 175,3

Día 3
Desayuno

Revuelto de Tofu, Espinacas y Tomate:

Cebollas
Crudas
1/8 taza, picadas
20 gramos

Ajo
Crudo
1/2 dientes, picados
1,5 gramos

Tomates
Rojo, maduro, crudo, de temporada.
1/2 tomate perita
31 gramos

Tofu

Extra firme, preparado con nigari
1/4 bloque
114 gramos

Comino
Especias, semillas de comino
1/4 cucharadita, molida
0,75 gramos

Paprica
Especias
1/4 cucharadita
0,53 gramos

Cúrcuma
Especias molidas
1/10 cucharadita
0,14 gramos

Levadura nutricional
Vegano - Whole Foods Market
1 cucharada
7,5 gramos

Espinaca
Cruda

1 taza
30 gramos

Sal
De mesa
1/4 pizca
0,10 gramos

Instrucción

1   Cubetear la cebolla y pica el ajo.

2   En una sartén antiadherente grande a fuego medio, saltee la cebolla con un poco de sal durante 7-8 minutos.

3   Mientras tanto, desmenuzar el tofu y cortar los tomates en dados.

4   Agregue el ajo a la sartén y cocine por 30 segundos. Agregue el tofu desmenuzado y el tomate. Cocine unos 10 minutos, revolviendo de vez en cuando. (Algunos pueden pegarse en la parte inferior, pero eso es normal).

5   Mientras se cocina el tofu, ponga el

comino, el pimentón y la cúrcuma en un tazón pequeño. Añadir 1-2 cucharadas de agua y revuelva para combinar.

6. Agregue los condimentos y la levadura nutricional a la sartén. Revuelva bien para mezclar. Agregue las espinacas y cocine otros 3 minutos. Servir caliente.

Estadísticas de la receta:

10,6g Carbohidratos

7,6g de grasas

16,5g de proteína

Calorías totales: 161

Almuerzo

Batido de proteína de fresa:

Agua
Simple, agua limpia

1 1/2 taza
355 gramos

Proteína de arroz
Nutribiótico, orgánico
2 cucharada
60 gramos

Mantequilla de almendras
Fruto seco, simples, sin sal añadida
1 cucharada
16 gramos

Fresas
Crudas
8 grandes (1-3 / 8 "de diámetro)
144 gramos

Cubos de hielo
Agua congelada
6 cubos
133 gramos

Instrucción

| 1 | Agregue 6 cubitos de hielo a la mezcla y |

mezcle durante 30 segundos

Estadísticas de la receta:

22,1g de Carbohidratos

9,3g de grasa

52,3g de proteína
384,4 calorías

Sándwiches aperitivos de Humus de garbanzos:

Garbanzos
(Granos de garbanzos, gramo de bengala),
semillas maduras, enlatadas
1/6 taza
40 gramos

Humus
Comercial
1/10 taza
20,5 gramos

Apio
Crudo
6 tallos, chicos (11 pulgadas de largo)
2,8 gramos

Pan integral
Preparado comercialmente
1 rebanadas
28 gramos

Pickles
Pepino, eneldo o eneldo kosher

1/6 pequeño
6,2 gramos

Pimientos rojos asados
Freshdirect
1/6 oz
4,5 gramos

Instrucción

1. Coloque los garbanzos en un tazón grande y aplástelos suavemente con un tenedor. Agregue el humus y mezcle.

2. Picar el apio y mezclar con la mezcla de hummus.

3. Rebane el pepinillo en rodajas finas y póngalas en la mitad de las rebanadas de pan. Divida la ensalada de garbanzos de manera uniforme sobre las rodajas. Cubra con rodajas de pimiento rojo asado y las rebanadas de pan restantes. Presione hacia abajo ligeramente. Si lo desea, corte los bordes y luego corte

cada sándwich por la mitad para hacerlos del tamaño de un bocadillo. Almacene en un recipiente tapado hasta que esté listo para servir.

Estadísticas de la receta:

20,8g de Carbohidratos

3,7g de grasa

7,1g de proteína
142,5 calorías

Calorías totales: 526,9

Cena

Coliflor triturada clásica:

Sal
De mesa
1/4 pizca

0,10 gramos

Coliflor
Crudo
1/4 cabeza mediana (5-6 "de diámetro)
147 gramos

Aceite de oliva
Para ensalada o cocina
1/2 cucharada
6,8 gramos

Agua
Simple, agua limpia
1/10 taza
14,8 gramos

Instrucción

1 Pique la coliflor en floretes, hierva hasta que esté muy tierna (aproximadamente 10 minutos).

2 Escurrir y colocar en una licuadora o procesador de alimentos.

3 Agregue aceite de oliva y agua, una

cucharada a la vez, hasta que alcance una consistencia suave, similar al puré de papas.

4   Sazone con sal y pimienta y / o ciboulette al gusto. Servir inmediatamente.

Estadísticas de la receta:

7,3g de Carbohidratos

7,2g de grasa

2,8g de proteína
96,4 calorías

Ensalada fría de judías verdes:

Judías verdes
Snap, verde, enlatado, paquete normal, sólidos drenados
1/4 lata (303 x 406)
65,5 gramos

Cebollas Crudas

8 mediana (2-1 / 2 "de diámetro)

13,8 gramos

Aderezo Italiano

Aderezo para ensaladas, bajo en grasa

1/4 taza

60 gramos

Instrucción

1 Coloque las judías en un plato para servir. Mezcle con cebolla y aderezo para ensaladas. Cubra con una envoltura de plástico y enfríe durante 1 hora.

Estadísticas de la receta:

10,1g de Carbohidratos

4,3g de grasa

1,1g de proteína

81,1 calorías

Calorías totales: 177,5

Snack 1

Manzanas y mantequilla de maní:

Manzanas
Con piel
1 mediana (3 "de diámetro)
182 gramos

Mantequilla de maní
Estilo liso, sin sal
2/4 cucharadita
10,8 gramos

Instrucción

1. Descorazonar y cuarto de manzana mediana. Unte con 2 cucharaditas de mantequilla de maní natural cremosa.

Estadísticas de la receta:

27,5g Carbohidratos

5,8g de grasas

2,9g de proteína

Calorías totales: 159

Snack 2

Pomelo Rápido:

Pomelo

Rosa y rojo y blanco, todas las áreas, crudo

3 medianos (4 "de diámetro)

768 gramos

Azúcar morena

3 cucharaditas de azúcar morena

9,6 gramos

Instrucción

1. Corte el pomelo a la mitad. Espolvorea con azúcar morena y disfruta.

Estadísticas de la receta:

71,5g Carbohidratos

0,8g de grasas

4,8g de proteína

Calorías totales: 282,2

Snack 3

Plátano, mantequilla de almendras y

pasas:

Pasas
Sin semillas
5 pasas
2,6 gramos

Banana
Cruda
1 mediana (7" a 7-7/8" de largo)
118 gramos

Mantequilla de almendras
Nueces, simples, sin sal añadida
2/4 cucharadita
10,4 gramos

Instrucción

1. Rebane el plátano maduro a lo largo y unte con 2 cucharaditas de mantequilla cremosa de almendras naturales. Decore la parte superior con 5 pasas.

Estadísticas de la receta:

31g Carbohidratos

6,2g de grasas

3,6g de proteína

Calorías totales: 176,8

Día 4
Desayuno

Tostada Francesa Vegana:

Leche de almendras
Pura
1/2 taza
120 gramos

Harina de trigo
Grano integral
1 cucharada

7,5 gramos

Azúcar
Azúcar blanca granulada
3/4 cucharadita
3,2 gramos

Canela
Especias molidas
1/4 cucharadita
0,65 gramos

Pan integral
Preparado comercialmente
1 rebanadas
28 gramos

Aceite vegetal
Natreon canola, alta estabilidad, no trans, alto oleico (70%)
1/4 cucharada
3,5 gramos

Instrucción

1   1. En un tazón, mezcle la leche no láctea,

la harina, el azúcar y la canela para formar una masa. 2. Sumerja el pan en la masa y fríalo en la sartén con un poco de aceite hasta que esté dorado. 3. ¡Servir y disfrutar!

Estadísticas de la receta:

25g Carbohidratos

5,9g de grasas

5g de proteína

Calorías totales: 170,8

Almuerzo

Ensalada Ole:

Tomates
Rojo, maduro, crudo, de temporada.
1/4 taza cortado o en rodajas
180 gramos

Calabacín
Calabaza de verano, incluye piel cruda
1/2 taza, en rodajas
56,5 gramos

Maíz
Granos dulces, amarillos, enlatados, enteros, drenados
1/2 taza
82 gramos

Cebollas
Verde joven, solo tops
1/6 taza picado
11,7 gramos

Aguacates
Crudos, variedades comerciales
1/2 de la fruta
101 gramos

Aceite de oliva
Para ensalada o cocina
1/2 cucharada
6,8 gramos

Pimiento o salsa picante
Lista para servir
1 1/2 cucharada
21,6 gramos

Jugo de limón
Crudo
1 cucharada
15 gramos

Ajo en polvo
Especias
1/4 cucharadita
0,78 gramos

Comino
Especias, semillas de comino
1/8 cucharadita, molida
0,38 gramos

Sal
De mesa
1/2 pizca
0,20 gramos
Instrucción

1. Pique los tomates, el calabacín, las cebollas verdes y corte el aguacate. Combina todo en un tazón grande con el maíz.

2. Batir la salsa picante, el aceite de oliva (o aceite vegetal), el jugo de limón, el ajo en polvo, la sal y el comino. Mezcle suavemente con las verduras. Enfríe 3-4 horas y revuelva antes de servir.

Estadísticas de la receta:

32,5g de Carbohidratos

23,5g de grasa

6,6g de proteína
333,6 calorías

Palitos picantes de jícama:

Yambean (jicama)
Crudo

3 taza en rodajas
360 gramos

Chile en polvo
Especias
1/4 cucharadita
2,6 gramos

Jugo de limón
Crudo
2 cucharada
30 gramos

Cilantro fresco
Hojas de cilantro, crudas
2 cucharada
2 gramos

Sal
De mesa
1/4 cucharadita
6 gramos

Instrucción

| 1 | Cortar la jícama en palitos. Mezcle con |

jugo de limón, chile en polvo, sal y cilantro picado. ¡Disfrutar!

Estadísticas de la receta:

35,7g de Carbohidratos

0,7g de grasa

3,1g de proteína
152,1 calorías

Calorías totales: 485,6

Cena

Tofu de sésamo asado:

Salsa de soja
Hecho de soja (tamari)
1/2 cucharada
9 gramos

Aceite vegetal
Natreon canola, alta estabilidad, no trans, alto oleico (70%)
1/8 cucharada
1,8 gramos

Pimienta
Especias, negra
1/4 pizca
0,025 gramos

Zanahorias
Crudas
1/2 taza picado
64 gramos

Tofu
Crudo, firme, preparado con sulfato de calcio
1/2 taza
126 gramos

Vinagre balsámico
1/4 cucharadita
1,3 gramos

Cebolletas

Cebollín o cebolletas (incluye tapas y bulbo), crudas

1/4 largo

6,3 gramos

Aceite de sésamo

Para ensalada o cocina

1/10 cucharadita

0,28 gramos

Instrucción

1. Calienta el asador a fuego alto y coloca una rejilla en el tercio superior del horno. Cubra una bandeja para hornear con papel de aluminio; dejar de lado.

2. Batir la salsa de soja, el aceite vegetal y una pizca de pimienta en un tazón mediano y poco profundo para combinar. Sumerja las zanahorias y los trozos de tofu en la mezcla de salsa de soja para cubrirlos (deje que el exceso de salsa gotee y vuelva al tazón), luego

coloque los trozos en la bandeja para hornear para que no se toquen. Ponga la salsa restante a un lado.

3 Ase las zanahorias y el tofu hasta que estén dorados por todos lados, aproximadamente 20 minutos en total, girando el tofu cada 5 minutos hasta que esté marrón por los cuatro lados y volteando las zanahorias después de 10 minutos. Retirar del horno.

4 Agregue el cebollín picado, el vinagre y el aceite de sésamo a la salsa reservada y revuelva para combinar. Agregue las zanahorias asadas y el tofu a la salsa y revuelva para cubrir. Servir.

Estadísticas de la receta:

12,7g de Carbohidratos

13,2g de grasa

21,5g de proteína

235,5 calorías

Apio: Crudos

Estadísticas de comida:

1,2g de Carbohidratos

0,1g de grasa

0,3g de proteína
6,4 calorías

Calorías totales: 241,9

Snack 1

Mezcla fresca de pepino y tomate de verano

Pepino

Pelado, crudo

1/4 largo (8-1 / 4 "de diámetro)

70 gramos

Tomates

Rojo, maduro, crudo, de temporada.

1/2 grande entero (3 "de diámetro)

91 gramos

Vinagre balsámico

1/2 cucharada

8 gramos

Aceite de oliva

Para ensalada o cocina

1/2 cucharada

6,8 gramos

Sal

De mesa

1/4 pizca

0,10 gramos

Pimienta

Especias, negra

1/4 pizca

0,025 gramos

Instrucción

1. Coloque el pepino y los tomates en un tazón. Vierta el aceite de oliva y el vinagre balsámico. Condimentar con sal y pimienta. Mezcle suavemente para cubrir. Refrigere hasta que esté listo para servir.

Estadísticas de la receta:

6,4g Carbohidratos

7g de grasas

1,2g de proteína

Calorías totales: 91,6

Snack 2

Pimiento rojo Dulce, crudo

Estadísticas de comida:

7,2g Carbohidratos

0,4g de grasas

1,2g de proteína

Calorías totales: 36,9

Snack 3

Pastel de zanahoria Smoothie Bol:

Lechuga
Romana o cos, cruda
1/2 taza rallada

23.5 gramos

Leche de coco
Nueces, crudas (líquido expresado de carne rallada y agua)
1/2 taza
120 gramos

Zanahorias
Crudas
1 taza picada
128 gramos

Piña
Enlatadas en agua, sólidos y líquidos.
1/2 taza, triturada, en rodajas o en trozos
123 gramos

Banana
Crudas
1/2 mediana (7" a 7-7/8" de largo)
59 gramos

Clementinas
Crudas
1 fruta

74 gramos

Extracto de vainilla
Imitación, sin alcohol
1/4 cucharadita
1,1 gramos

Canela
Especias molidas
1/8 cucharadita
0,33 gramos

Carne de coco
Nueces, secas (desecadas), endulzadas, en copos, envasadas
1/2 cucharada
2,7 gramos

Pistachos
Nueces crudas
1/2 cucharada
3,8 gramos

Instrucción

| 1 | Licúa la lechuga romana y la leche de |

coco hasta que quede suave. Agregue los ingredientes restantes (* excepto los pistachos y el coco *) y mezcle nuevamente hasta que quede suave. ¡Cubra con unos pistachos picados y coco y disfrute!

Estadísticas de la receta:

55,1g Carbohidratos

31,9g de grasas

6,9g de proteína

Calorías totales: 494,3

Día 5
Desayuno

Avena y duraznos:

Agua
Simple, agua limpia

1/2 taza
118 gramos

Duraznos
Crudos
1/2 taza en rodajas
77 gramos

Avena
Cereales, Quaker, avena arrollada
1/2 taza
40 gramos

Azúcar morena
1 cucharaditas de azúcar morena
3,2 gramos

Instrucción

1   Haz puré los duraznos. Mezclar con agua y avena. Opcionalmente, use leche en lugar de agua para obtener un sabor más cremoso.

2   Poner en microondas durante 45 segundos, revuelva, luego poner en

microondas durante 30 segundos más. Espolvorea con azúcar morena y coma.

Estadísticas de la receta:

39,6g Carbohidratos

1,3g de grasas

5,7g de proteína

Calorías totales: 175,8

Almuerzo

Hummus pocket sandwich:

Tomates
Rojo, maduro, crudo, de temporada.
3 cerezas
51 gramos

Pan de pita
Integral
1 pita, grande (6-1 / 2 "de diámetro)

64 gramos

Humus
Comercial
1/2 taza
123 gramos

Brotes de alfalfa
Semillas brotadas, crudas
1/4 taza
8,3 gramos
Aceite de oliva
Para ensalada o cocina
1/2 cucharada
6.8 gramos

Instrucción

1   Enjuague los tomates cherry y córtelos en mitades.

2   Corta una abertura en la parte superior de cada pita y extiende el hummus en el interior de cada uno. Rellene con brotes de alfalfa y 6 mitades de tomate. Rocíe aceite de oliva sobre el relleno del

sándwich y sirva.

Estadísticas de la receta:

54,9g de Carbohidratos

20,4g de grasa

16,8g de proteína
445,2 calorías

Tomates: Rojo, maduro, crudo, de temporada.

Estadísticas de comida:

9,6g de Carbohidratos

0,5g de grasa

2,2g de proteína
44,3 calorías

Calorías totales: 489,4

<u>Cena</u>

Tofu picante y picante:

Aceite vegetal

Natreon canola, alta estabilidad, no trans, alto oleico (70%)

3/4 cucharada

10,5 gramos

Cebollas

Crudas

1/4 taza, en rodajas

28,8 gramos

Pimiento rojo

Dulce, crudo

1/4 taza, en rodajas

23 gramos

Ajo

Crudo

3/4 de diente

2,3 gramos

Agua

Simple, agua limpia

1/10 taza

19,5 gramos

Vinagre balsámico

3/4 cucharada

12 gramos

Azúcar morena

1/4 cucharada

2,3 gramos

Maicena

1/4 cucharadita

0,67 gramos

Tofu

Silken, firme, Mori-nu, soja

1/4 lb

113 gramos

Pimientos

Chile picante, verde, enlatado, vainas, excluyendo semillas, sólidos y líquidos

1/4 de pimienta

18,3 gramos

Salsa de soja

Hecho de soja y trigo (shoyu)

3/4 cucharada

12 gramos

Instrucción

1. Caliente el aceite de maní en un wok o sartén grande a fuego medio-alto. Mezcle el tofu en el aceite y cocine hasta que se dore por todos lados. Una vez dorados, agregue la cebolla, el pimiento, el chile y el ajo machacado; cocine hasta que estén tiernos, aproximadamente 5 minutos.

2. En un tazón pequeño, mezcle el agua caliente (caliente de antemano), el vinagre, la salsa de soja, la azúcar morena, la maicena y las hojuelas de pimiento rojo. Vierta sobre el tofu y las verduras, revuelva para cubrir y cocine a fuego lento de 3 a 5 minutos, o hasta que la salsa espese un poco.

Estadísticas de la receta:

13,9g de Carbohidratos

13,8g de grasa

9,7g de proteína
216,9 calorías

Ensalada de col de Bruselas:

Sal
De mesa
0,016/4 cucharadita
0,094 gramos

Aceite de oliva
Para ensalada o cocina
1/10 cucharada
0,84 gramos

Jugo de limón
Crudo
1/8 cucharadita
0,64 gramos

Coles de Bruselas

Crudo
0,031 lb
14,2 gramos

Instrucción

1. Manteniendo los tallos intactos, corte las hojas sueltas o amarillas en las coles de Bruselas.

2. Sosteniendo cada brote por el extremo del tallo, tritúrelos finamente en la rebanadora.

3. Rocíe la ensalada con aceite de oliva, jugo de limón y sal y revuelva bien.

Estadísticas de la receta:

1,3g de Carbohidratos

0,9g de grasa

0,5g de proteína
13,7 calorías

Calorías totales: 230,6

Snack 1

Merienda de pimiento y hummus:

Pimiento rojo
Dulce, crudo
1 grande (2-1/4 por libra,
aproximadamente 3-3/4" longitud)
164 gramos

Humus
Comercial
2 cucharada
30 gramos

Instrucción

1. 1 pimiento en rodajas con 2 cucharadas de hummus.

Estadísticas de la receta:

14,2g Carbohidratos

3,4g de grasas

4g de proteína

Calorías totales: 100,6

Snack 2

Mantequilla De Maní Y Apio:

Mantequilla de maní

Estilo trozo, sin sal

2 cucharada

32 gramos

Apio

Crudo

2 tallos, grandes (11 pulgadas de largo)

128 gramos

Instrucción

1. Unte la mantequilla de maní sobre el apio y ¡disfrute!

Estadísticas de la receta:

10,7g Carbohidratos

16,2g de grasas

8,6g de proteína

Calorías totales: 209

Snack 3

Manzanas y mantequilla de maní:

Mantequilla de almendras
Nueces, simples, sin sal añadida
4/4 cucharadita
20,8 gramos

Manzanas
Con piel
2 mediana (3 "de diámetro)
364 gramos

Instrucción

1. Descorazonar y cuarto de manzana mediana. Untar con 2 cucharaditas de mantequilla cremosa de almendras naturales.

Estadísticas de la receta:

54,2g Carbohidratos

12,2g de grasas

5,3g de proteína

Calorías totales: 317,2

Día 6
Desayuno

Salvado de avena y canela:

Salvado de avena
Crudo
2/3 taza
62.7 gramos

Canela
Especias molidas
1/2 cucharadita
1,3 gramos

Agua
Simple, agua limpia
2 taza
473 gramos

Instrucción

1. Cocine el salvado de avena en agua en el microondas por 3 minutos. Deje enfriar durante 2-3 minutos, ¡estará caliente! Agregue canela en la parte superior al gusto cuando esté cocido.

Estadísticas de la receta:

42,5g de Carbohidratos

4,4g de grasa

10,9g de proteína
157,4 calorías

Calorías totales: 157,4

Almuerzo

**Gran Sandwich PB&J:
(Mantequilla de maní + mermelada)**

Pan integral
Preparado comercialmente
2 rebanadas
56 gramos

Mantequilla de maní
Estilo trozo, sin sal
4 cucharada
64 gramos

Mermelada de albaricoque
Incluye conservas
2 cucharada
40 gramos

Estadísticas de la receta:

63,5g de Carbohidratos

34g de grasa

22,7g de proteína
614,9 calorías

Zanahorias Crudo

Estadísticas de comida:

6,9g de Carbohidratos

0,2g de grasa

0,7g de proteína
29,5 calorías

Calorías totales: 644,4

Cena

Sopa Italiana de Verduras:

Zanahorias
Crudo
5/8 medio
38,1 gramos

Coliflor
Crudo
1/8 cabeza mediana (4 "de diámetro)
33,1 gramos

Cebollas
Crudo
1/8 taza, picadas
20 gramos

Calabacín
Calabaza de verano, incluye piel cruda
5/6 medio
162 gramos

Tomates
Rojo, maduro, crudo, de temporada.
3/8 mediano entero (2-3 / 5 "de diámetro)
46,1 gramos

Tomates
Triturado, enlatado
1/3 taza
82,5 gramos

Frijoles
Todos los tipos, semillas maduras, enlatadas.
2/9 taza
56 gramos

Instrucción

1. Picar todos los ingredientes
2. Agregue las latas de tomates a la olla.
3. Agregue verduras y frijoles.
4. Cocine a fuego lento hasta que las verduras estén tiernas.
5. ¡Disfrutar!

Estadísticas de la receta:

28,2g de Carbohidratos

1,4g de grasa

7,9g de proteína

141,1 calorías

Patatas fritas de sésamo wonton:

Sal
De mesa
0,042/4 cucharadita
0,25 gramos

Envoltorios de wonton
(incluye envoltorios de huevos)
1/2 envoltura, wonton (cuadrado de 3-1/2 ")
4 gramos

Maicena
1/10 cucharadita
0,22 gramos
Semillas de sésamo
Semillas, enteras, cocidas y tostadas.
1/10 cucharada
1,3 gramos

Aceite vegetal
Natreon canola, alta estabilidad, no trans, alto oleico (70%)
0,042 cucharada
0,58 gramos

Instrucción

1. PREPARACIÓN: Descongele los envoltorios de wonton si están congelados.

2. Precaliente el horno a 375F.

3. Mezcle el aceite y la maicena en un tazón pequeño hasta que se combinen.

4. Apile los envoltorios de wonton y corte a la mitad en diagonal. Organizar 1 capa en una bandeja para hornear grande y untar las tapas con la mezcla de aceite. Espolvorea uniformemente con semillas de sésamo y sal kosher y hornee en medio del horno hasta que estén doradas, de 5 a 6 minutos. Transfiera las patatas fritas doradas a una rejilla para que se enfríen.

Estadísticas de la receta:

2,8g de Carbohidratos

1,2g de grasa

0,6g de proteína
24,7 calorías

Calorías totales: 165,8

Snack 1

Mezcla fresca de pepino y tomate de verano:

Pepino

Pelado, crudo

1/4 largo (8-1 / 4 "de diámetro)

70 gramos

Tomates

Rojo, maduro, crudo, de temporada.

1/2 grande entero (3 "de diámetro)

91 gramos

Vinagre balsámico

1/2 cucharada

8 gramos

Aceite de oliva

Para ensalada o cocina

1/2 cucharada

6,8 gramos

Sal

De mesa

1/4 pizca

0,10 gramos

Pimienta

Especias, negra

1/4 pizca

0,025 gramos

Instrucción

1. Coloque el pepino y los tomates en un tazón. Vierta el aceite de oliva y el vinagre balsámico. Condimentar con sal y pimienta. Mezcle suavemente para cubrir. Refrigere hasta que esté listo para servir.

Estadísticas de la receta:

6,4g Carbohidratos

7g de grasas

1,2g de proteína

Calorías totales: 91,6

Snack 2

Tofu "Ricotta" y Apio:

Tofu

Silken, firme, Mori-nu, soja
3 1/2 oz
99,2 gramos

Jugo de limón
Crudo
1/4 cucharada
3.8 gramos

Albahaca
Especias secas
1/4 cucharada
0.53 gramos

Levadura nutricional
Vegano - Whole Foods Market
3/4 cucharada
5.6 gramos

Ajo
Crudo
1/4 dientes, picados
0.75 gramos

Aceite de oliva
Para ensalada o cocina

1/4 cucharada
3.4 gramos

Sal
De mesa
1/4 pizca
0.10 gramos

Pimienta
Especias, negra
1/4 pizca
0.025 gramos

Apio
Crudo
2 tallos, grandes (11 pulgadas de largo)
128 gramos

Instrucción

1. Mezclar todos los ingredientes en un procesador de alimentos hasta que quede suave. ¡Rellene dentro de palitos de apio y disfrute!

Estadísticas de la receta:

9,2g Carbohidratos

6,7g de grasas

10,6g de proteína

Calorías totales: 137,6

Snack 3

Veggie Nori Roll:

Humus
Comercial
4 cucharada
60 gramos

Brotes de alfalfa
Semillas brotadas, crudas
1/2 taza
16.5 gramos

Zanahorias
Crudo
1/2 taza rallado o en rodajas
61 gramos

Pepino
Con piel, crudo
1/2 taza en rodajas
52 gramos

Algas marinas
Laver, crudo
2 hoja
5.2 gramos

Aguacates
Crudos, variedades comerciales
1/2 taza, en rodajas
73 gramos

Levadura nutricional
Vegano - Whole Foods Market
2 cucharada
15 gramos

Sal

De mesa
2 pizca
0.80 gramos

Instrucción

1 Cortar los pepinos, las zanahorias y el aguacate en rodajas finas.

2 Coloque la hoja de algas en una superficie de trabajo. Extienda el hummus en una capa delgada sobre la hoja. Coloque los brotes, las zanahorias, el pepino y el aguacate en la parte superior del tercio inferior de la hoja. Espolvorear con levadura nutricional y sal al gusto.

3 Con suavidad, pero con firmeza, gire el borde más cercano a usted hacia el centro de la envoltura, haciendo rodar con cuidado un rollo similar al sushi. (Una estera de sushi hace esto más fácil.) Rebana el rollo con un cuchillo afilado y sirve de inmediato.

Estadísticas de la receta:

29,1g de Carbohidratos

17,8g de grasa

15,1g de proteína
314.8 calorías

Calorías totales: 314,8

Día 7
Desayuno

Avena Rápida:

Pasas
Sin semillas
1 oz (60 pasas)
28.4 gramos

Agua
Simple, agua limpia
1 taza
237 gramos

Canela

Especias molidas
1/4 cucharadita
0.65 gramos

Azúcar morena
2 cucharaditas de azúcar morena
6.4 gramos

Avena
Cereales, Quaker, avena arrollada
1/2 taza
40 gramos

Instrucción

1. Agregue la avena, el agua y las pasas juntas y póngalas en el microondas durante 45 segundos. Revuelva una vez y luego vuelva a calentar en el microondas durante 45 segundos. Déjelo a un lado por un par de minutos para que absorban más líquido. Luego espolvorear con canela y azúcar morena.

Estadísticas de la receta:

58,3g Carbohidratos

1,2g de grasas

6g de proteína

Calorías totales: 244,3

Almuerzo

Batido de proteína de cacao y leche de almendras:

Leche de almendras
Pura
1 taza
240 gramos

Cacao
Polvo seco, sin azúcar
1 cucharada
5.4 gramos

Azúcar
Azúcar blanca granulada
1 cucharada
12.6 gramos

Proteína de arroz
Nutribiótico, orgánico
1 cucharada
30 gramos

Instrucción

1. Ponga los ingredientes y un puñado de hielo en la licuadora. ¡Excelente para los antojos de azúcar y chocolate después de la cena!

Estadísticas de la receta:

27,6g de Carbohidratos

3,1g de grasa

26g de proteína
241,1 calorías

Ensalada verde:

Lechuga
Romana o cos, cruda
1/2 taza rallada
23.5 gramos
Espinaca
Crudo
1/4 taza
7.5 gramos

Rúcula
Cruda
1/4 taza
5 gramos

Albahaca
Fresca
3 hojas, enteras
1,5 gramos

Aceite de oliva
Para ensalada o cocina
1/2 cucharada

6.8 gramos

Vinagre de vino tinto
1/2 cucharada
7.5 gramos

Sal
De mesa
1/4 pizca
0.10 gramos

Pimienta
Especias, negra
1/4 pizca
0.025 gramos

Mostaza de Dijon
Grey poupon
1/4 cucharadita
1.3 gramos

Instrucción

1   4 tazas de cualquier verdura de hoja

verde deben estar bien. En un bol, combine los verdes y la albahaca.

2 Para hacer el aderezo, coloque todos los ingredientes en un frasco con tapa a rosca y agítelo bien hasta mezclarlo. Justo antes de servir, vierta el aderezo uniformemente sobre las hojas y mezcle suavemente.

Estadísticas de la receta:
1,4g de Carbohidratos

7g de grasa

0,7g de proteína
69,7 calorías

Calorías totales: 310,8

Cena

Pinchos veganos:

Salchicha de origen vegetal de América Morningstar Farms, congeladas, sin cocinar.
1 trozo
40 gramos

Coles de Bruselas
Crudos
1 brote
19 gramos

Piña
Enlatadas en agua, sólidos y líquidos.
1/4 lata (15 oz)
106 gramos

Cebollas
Dulce, crudo
1/4 de cebolla
82.8 gramos

Tomates
Rojo, maduro, crudo, de temporada.
1/4 taza de tomates cherry
37.3 gramos

Salsa teriyaki
Lista para servir
1 cucharada
18 gramos

Instrucción

1   Corta todo en aproximadamente 1" cubos y pincho en cualquier orden

2   Ase a la parrilla o cocine cada lado en una cacerola engrasada

3   Agrega la salsa teriyaki mientras se cocina y usa el jugo de lata de piña para mantener la sartén húmeda.

Estadísticas de la receta:

25,5g de Carbohidratos

0,8g de grasa

10,1g de proteína
141,8 calorías

Apio y Humus:

Apio
Crudos
2 tallos, grandes (11 pulgadas de largo)
128 gramos

Humus
Comercial
1/4 taza
61.5 gramos

Instrucción

1   Comer apio con hummus.

Estadísticas de la receta:

12,6g de Carbohidratos

6,1g de grasa

5,7g de proteína
122,6 calorías

Calorías totales: 264,4

Snack 1

Rollo Nori Rápido Con Pepino Y Aguacate:

Algas marinas

Laver, crudo

1 hoja

2.6 gramos

Pepino

Con piel, crudo

1/2 taza en rodajas

52 gramos

Aguacates

Crudos, variedades comerciales

1/4 de la fruta

50.3 gramos

Tofu

Silken, firme, Mori-nu, soja

2 rebanadas

168 gramos

Brotes de alfalfa

Semillas brotadas, crudas

1/4 taza

8.3 gramos

Salsa de soja

Hecho de soja y trigo (shoyu)

1 cucharada

16 gramos

Semillas de sésamo

Semillas, enteras, cocidas y tostadas.

1/4 cucharadita

5 gramos

Instrucción

1	Coloque una hoja de nori en una tabla de cortar limpia y seca, con el lado brillante hacia abajo y el borde más largo hacia usted.
2	Comenzando desde el borde izquierdo, coloque las rodajas de pepino en filas superpuestas en el nori, dejando un margen de 1 pulgada de nori sin cubrir en el borde derecho. Espolvorear con semillas de sésamo.
3	Organice el aguacate, el tofu, los brotes en un patrón uniforme y vertical, a 2 pulgadas del borde izquierdo.
4	Gire la tabla de cortar un cuarto de vuelta en sentido antihorario para que la tira descubierta de nori esté más lejos de usted. Usando ambas manos, comience a

enrollar la hoja de nori desde el borde más cercano a usted, doblándola hacia arriba y sobre el relleno, luego gírela firmemente hacia usted.

5   Justo cuando estás a punto de llegar a la franja de nori descubierta al final, sumerge las yemas de los dedos en agua y frótelas suavemente para que se pegue y cree un sello.

6   Cortar en mitades o rebanadas gruesas con un cuchillo de cocinero afilado. Servir con salsa de soja para mojar.

Estadísticas de la receta:

12,6g Carbohidratos

14,5g de grasas

15,6g de proteína

Calorías totales: 231,9

Snack 2

Aguacate Asiático:

Aguacates
California, crudo
1 fruto, sin piel ni semilla
136 gramos

Ajo
Crudo
1/2 cucharadita
1.4 gramos

Raíz de jengibre
Crudo
1/2 cucharadita
1 gramos

Salsa de soja

Hecho de soja y trigo (shoyu)

1/4 cucharadita

5.3 gramos

Instrucción

1   Mezcle el ajo, el jengibre y la salsa de soja; dejar reposar durante cinco minutos para permitir que los sabores se mezclen. Cortar el aguacate por la mitad, y desechar el carozo; divide la salsa entre las mitades del aguacate. ¡Comer con cuchara!

Estadísticas de la receta:

12,6g de Carbohidratos

21g de grasa

3,2g de proteína
232,8 calorías

Calorías totales: 232,8

Snack 3

Ensalada de frijoles rojos:

Cebolletas
Cebollín o cebolletas (incluye tapas y bulbo), crudas
1/2 mediana (4-1/8" de largo)
7,5 gramos

Perejil
Crudo
0,042 taza
2.5 gramos

Aceite de oliva
Para ensalada o cocina
1/3 cucharada
4.5 gramos

Sal
De mesa
1/6 pizca
0.067 gramos

Pimienta
Especias, negra
1/6 pizca
0.017 gramos

Pimiento rojo
Dulce, crudo
1/6 taza, en rodajas
15.3 gramos

Frijoles
Todos los tipos, semillas maduras, enlatadas.
2/3 taza
171 gramos

Apio
Crudo
6 tallos, grandes (11 pulgadas de largo)
10.7 gramos

Condimento de pimiento rojo
1/6 taza

Vinagre
Destilado
1/6 cucharada
2.5 gramos

Instrucción

1. Picar el apio, las semillas y picar el pimiento rojo, escurrir los frijoles enlatados, picar las cebolletas y el perejil.

2. Combine todos los ingredientes en un tazón mediano y mezcle bien; condimentar a gusto.

Estadísticas de la receta:

27,6g Carbohidratos

5,7g de grasas

9,5g de proteína

www.ingramcontent.com/pod-product-compliance
Lightning Source LLC
LaVergne TN
LVHW011941070526
838202LV00054B/4749